眼科専門医が考えた

目がよくなるまちがいさがし

眼科専門医
林田康隆

サンマーク出版

（ 突然ですが、下の写真をご覧ください。）

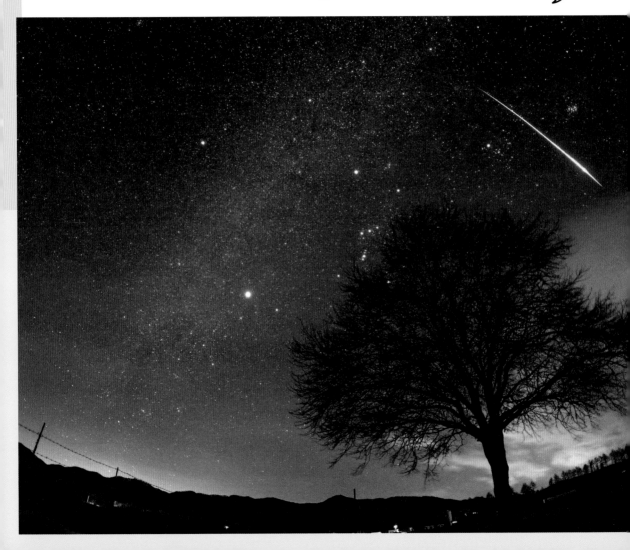

実はこちらの写真、
単なる素敵な写真ではありません。

なんと、見るだけで
目と脳をダブルで
鍛えることができる
すごい写真なんです！

ぜひ、1分間じーっと眺めて
効果を実感してみてください。

いかがでしたか？
「なんか、目にいい気がする！」と
実感できましたか？

でも実は…

この写真の効果を
もっともっと上げる
秘密の方法があるんです！

その方法とは…
ズバリ

まちがいさがし！

まちがいを探すときに
写真や絵を見比べることで
目がよくなるんです！

実際にやってみましょう。
顔は動かさず、視線だけ動かすことがポイントです。

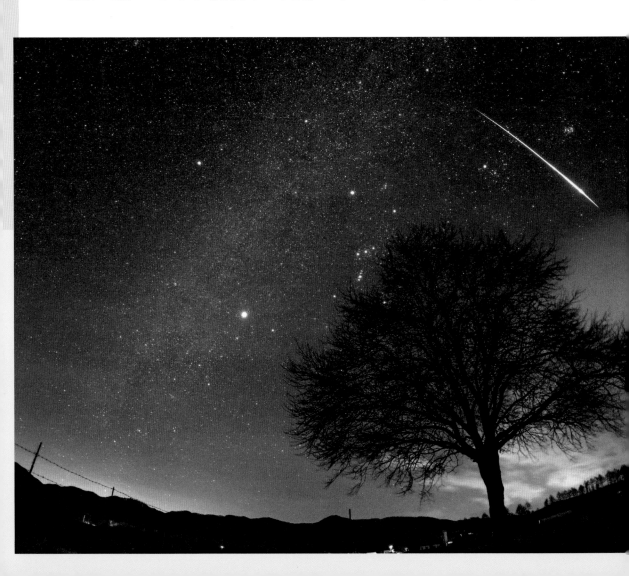

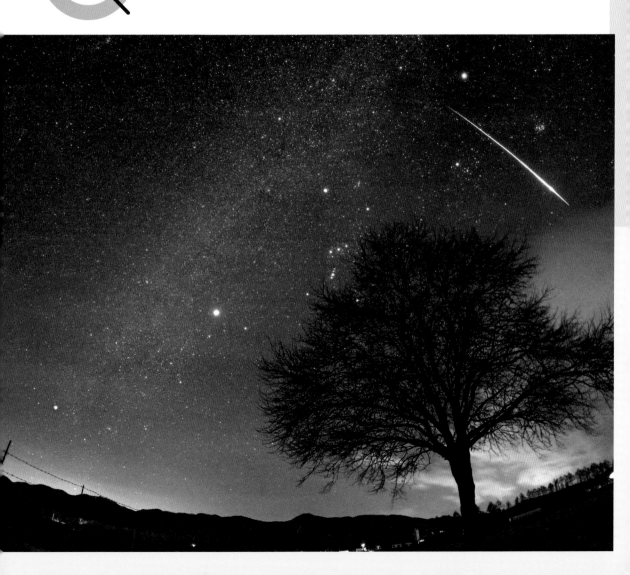

Q この問題にはまちがいが5つあります。

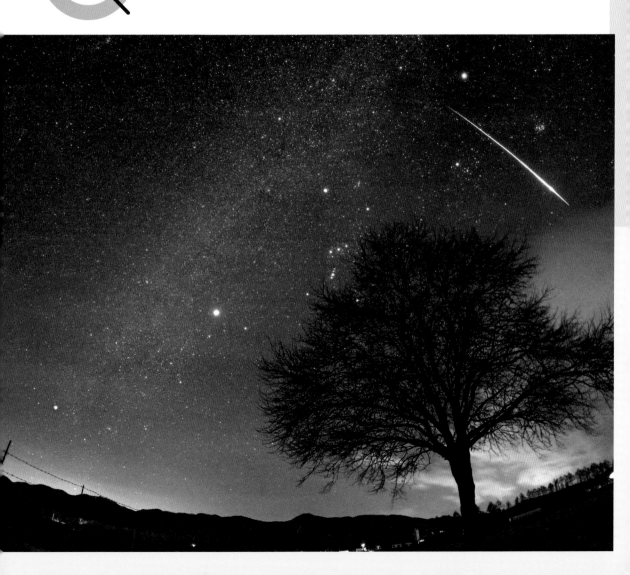

答えは16ページ

人生は100年時代といわれても、目の寿命はたった60年！

じつは目の寿命は、
60年しかないと言われています。

そう聞くと、「短すぎ……」と思われるかもしれません。

しかし、戦前までの平均寿命が30〜40歳だった頃の人々は、死ぬまでに目が寿命に達することがなかったため、目の不調を感じることは多くありませんでした。

ところが、医療技術の進歩により平均寿命が伸び、100歳まで生きる人も少なくない現代。「目の寿命」より「体の寿命」が上回ってしまったため、目の寿命すれすれのまま、何十年もその目を使って生きていかなければならないのです。

ただでさえ計算が合わないこの状況に拍車をかけるように、

現代人の「目の寿命」は「身体の寿命」に比べ、
ますます短くなっています。

その原因は、環境の変化による「目の使い方」にあります。

本来、狩猟をして生活していた人間の目は、獲物を探す＝遠くを見るための機能に長けていました。

しかし、現代の生活はスマホの酷使に加え、過度なパソコン作業など手元＝近くを見ることばかりに目を使っています。こうして、無理やり本来とは真逆の使い方を繰り返すことで、近視は増え、老眼が早まり、目の寿命が短くなる、という現象が起きているのです。

さらにコロナ禍で在宅時間が長くなり、その状況は加速しました。

では「目の寿命」を長持ちさせるには、
どうしたらいいのでしょうか。

みなさんは、目をよくすることや大切にすることを、
休ませたり、使わないようにすることだと思っていませんか？
それももちろんまちがいではありません。
　ですが、なまけた生活を送っていると身体は衰え、メタボになるように、目も動かしていろんなところに視点を行き交わせたほうが、機能を長持ちさせることができるのです。

　そこで提案するのが本書、
「目がよくなるまちがいさがし」です。

この本には、

本来の目の使い方を思い出し、
普段使っていない目の機能を呼び起こす、
そんなまちがいさがしが
18問収録されています。

　ただ楽しくまちがいさがしをしているだけで、
　眼球の血流が活性化し、ドライアイ、老眼、近視、疲れ目などの目
の不調が、改善してしまう可能性があるんです。
　やればやるほど、見れば見るほど、目にいいまちがいさがし。
　本書で目の使い方をリセットし、100年時代を快適に生きていくた
めに目の寿命を長持ちさせましょう。

この本を読むと「目にいい

1 目のありがたみを感じられる

「目が見えること」は当たり前ではありません。本書のまちがいを探しながら、現代人が忘れがちな見えることのありがたみを実感しましょう。

2 目をリセットできる

この本では、普段使っていない、さまざまな目の機能を使う問題が散りばめられています。目の使い方をリセットできます。

3 「見ること」を意識するようになる

意識したことのなかった目のすごい機能や、見えるこ

」がこ〜んなにあります！

とのおもしろさを知ることができます。視覚の不思議をぜひ体感してみましょう。

---

4 目の衰えに気づける

いつも使わない使い方をすることで、目の機能の変化に気づくきっかけになるかもしれません。改めて見えることの尊さを感じる機会にもなるでしょう。

---

5 目を通じて脳を使える

目を使うこと、そしてまちがいを探すことは、同時に脳の視覚中枢を使っていることにつながり、脳の働きも活性化します。認知症予防にも役立ちます。

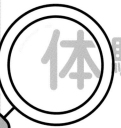

体験者レポート

本書のトレーニングを4名の方に試していただきました。驚きと感動の声をご紹介します。

本の文字が見やすくなった

【67歳　男性　専門職】

毎日パソコンを使って仕事をしていると、夕方にはしょぼしょぼしていました。そんなときに、このまちがいさがしや遠近ストレッチをすると、スッキリして細かい字が見やすくなりました。

老眼が改善した！

【65歳　女性　主婦】

遠視に老眼が加わり、手元のものを見るときは眼鏡をはずしたり、手を前後させていました。問題に取り組んでいくうちに、スマホを見るときに手を前後させることが少なくなりました。

7日間で視力が0.1上がった！

【43歳　女性　福祉系】

目の疲れを感じたときに取り組むと、視界も頭もクリアになります。7日くらい続けてみたら視力が0.1上がりました。外でも近くや遠くを交互に見たり、「見る」ことを意識しています。

ピントが合いやすくなった

【28歳　女性　クリエイティブ系】

目を酷使した時にまちがいさがしを解くと、ぼやけていた視界が鮮明になります。毎日取り組むうちに悩んでいたドライアイがよくなり、目の渇きを感じることが減った気がします。

この本のPOINT

疲れ目や老眼、近視が改善！

本書では目のコリをほぐし、脳内視力を鍛えることで、疲れ目や老眼、初期の近視の改善が期待できます。

病気かもと思ったらすぐにお近くの眼科に行きましょう。

少し距離を取って読みましょう

本と目を40〜60cm離して問題を解いてください。

素早く問題を解くことは重要ではありません。

じっくりと隅々まで見てみてください。

コンタクト、眼鏡をかけたままでOK！

眼鏡やコンタクトレンズを使用している人はそのままで大丈夫です。

楽しみ方はまちがいさがしだけじゃない！

問題の画像を使った、まちがいさがし以外の楽しみ方を紹介しています。

目のしくみや病気の知識もつきます

監修の林田康隆先生が教える、目に関するコラムを多数掲載しています。

P.6-7の答え

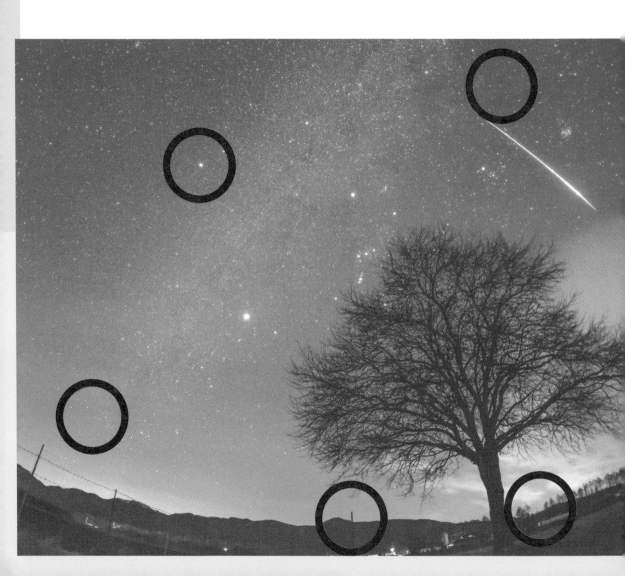

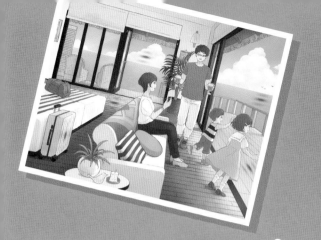

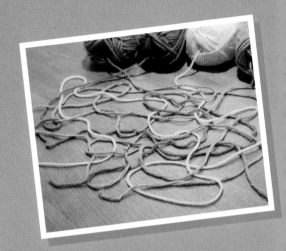

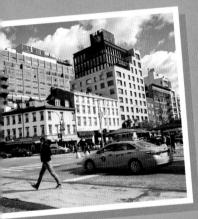

初
級

Elementary level

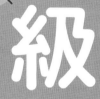

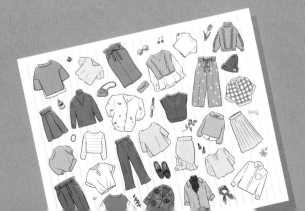

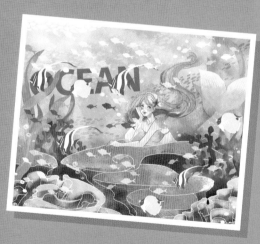

この毛糸は
どこに繋がっているの？

01

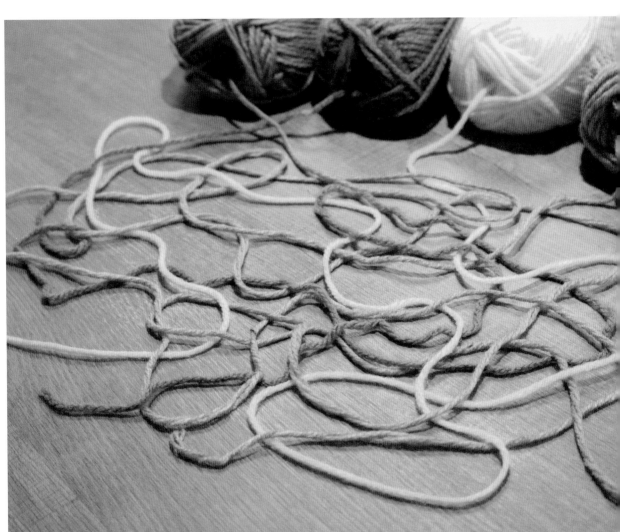

この問題にはまちがいが5つあります。

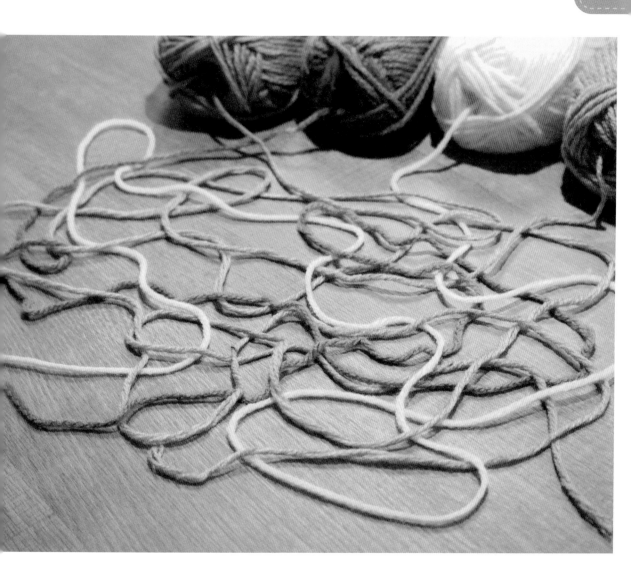

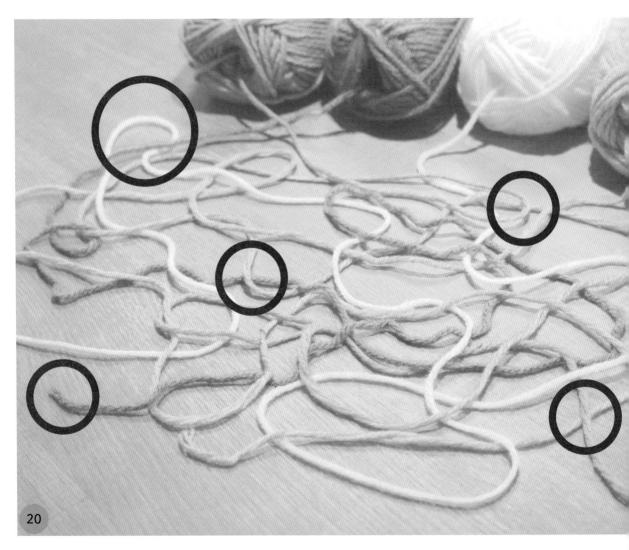

毛糸を選んで
目で追ってみましょう

緑の毛糸を端から端まで目で追ってみましょう。

目だけで毛糸を追うことによって、視線を動かすトレーニングになり、外眼筋（がいがんきん）のみならず内眼筋（ないがんきん）も鍛えられます。脳の認知機能も刺激されます。

目の構造やはたらき

内眼筋と外眼筋とは

内眼筋は毛様体筋（もうようたいきん）や虹彩筋（こうさいきん）のことで、主にピント調節を担う筋肉。水晶体の厚みや瞳孔（どうこう）の絞りを調整しています。外眼筋は眼球の外側にある6つの筋肉の総称で、眼球を上下左右に動かします。現代ではピントが近くに固着して、視線も大きく動かすことが少なくなっています。

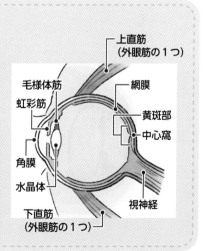

上直筋
（外眼筋の1つ）

毛様体筋

虹彩筋

網膜

黄斑部

中心窩

角膜

水晶体

視神経

下直筋
（外眼筋の1つ）

魚に隠された文字

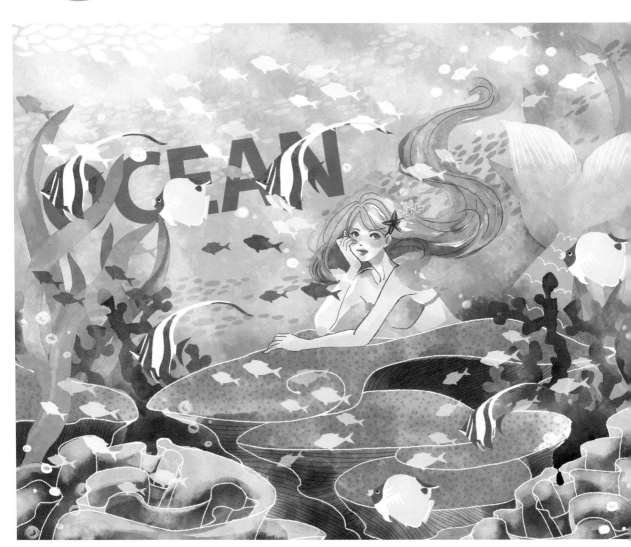

この問題にはまちがいが5つあります。

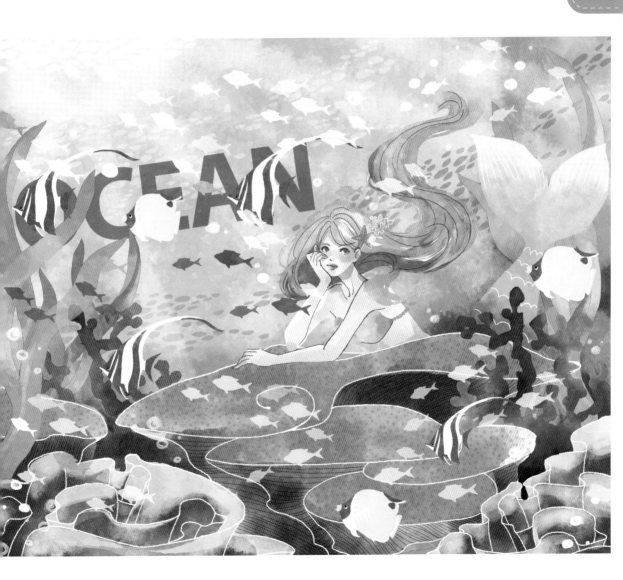

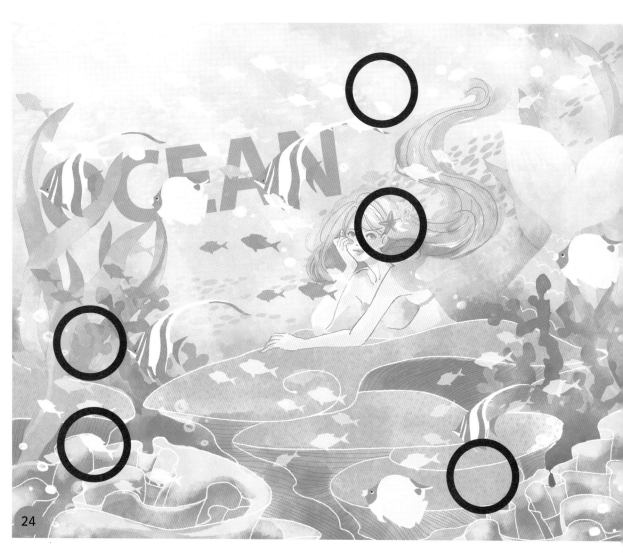

何の文字が書かれて
いるでしょう

下の文字は欠けています。これだけだと認識し
づらいですが、前のページのようにサンゴや魚
の中にあるとわかりやすいですね。脳の補正能
力を実感してみてください。

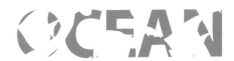

👀 目の構造やはたらき

脳内視力とは

目から入った情報は脳で処理されるときに補完されます。例えば、街路樹越し
にバスや信号機の一部だけが見えていても、私たちはそれをバスや信号機だと
認識ができます。これは脳が見えない部分の情報を、経験に基づいて補完して
いるため。この脳の補完力こそが「脳内視力」です。

03 コテージには しま模様がいっぱい

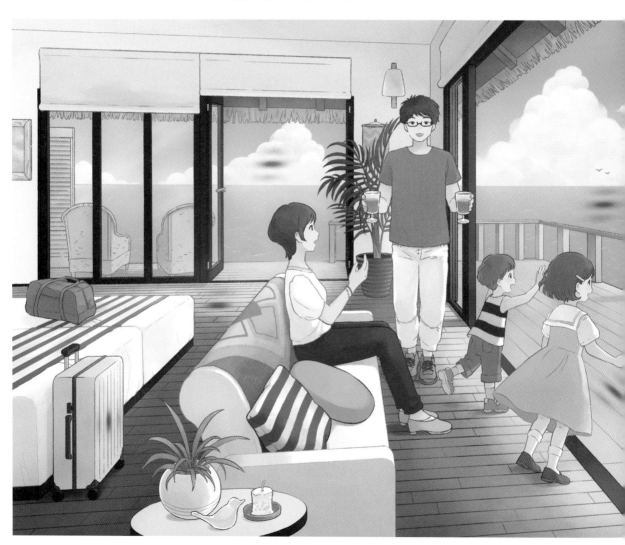

この問題にはまちがいが5つあります。

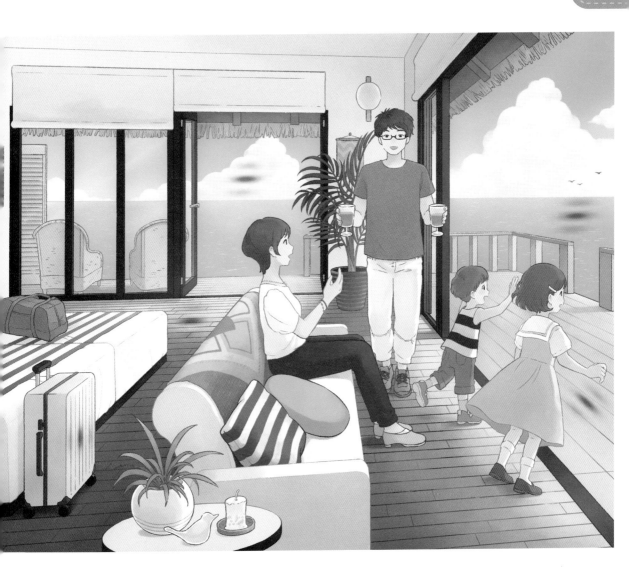

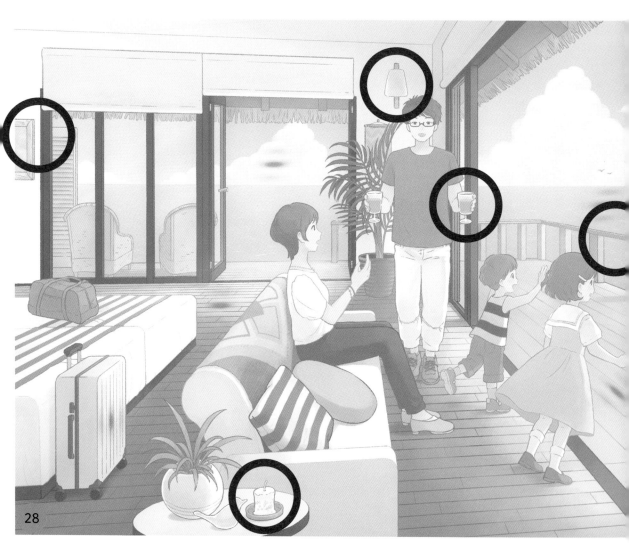

ガボールパッチを
探してみましょう

イラストの中にガボールパッチ（ぼやけたしま模様）がいくつあるか数えてみましょう。視線を動かして毛様体筋を鍛え、ガボールパッチをじっくり見ることで脳が刺激されます。

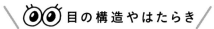目の構造やはたらき

ガボールパッチとは

「ガボールパッチ」はぼやけたしま模様のこと。ぼやけたところを補完しようとすることで、脳の視覚野を刺激すると言われています。ガボールパッチはもともと、視力回復を目的に考案されたものではありません。ですが、弱視に対する効果や、軽度の近視や老眼への効果などの論文が多数発表されました。

04 ストリートの奥行きを感じて

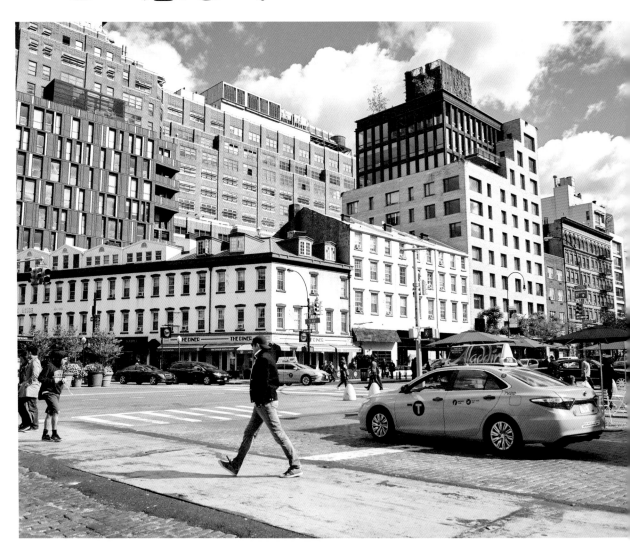

この問題にはまちがいが5つあります。

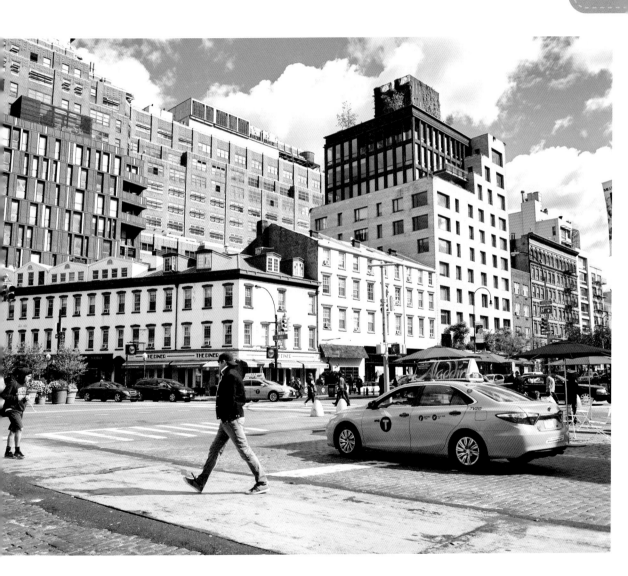

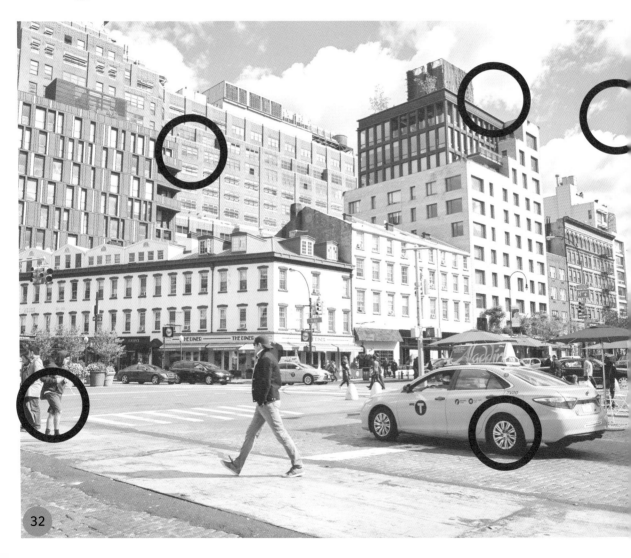

近くと遠くを交互に
眺めてみましょう

手前の道路を渡る人と遠くの建物を、交互に3秒ずつ10回繰り返して見てみましょう。遠近にピントを合わせることで、毛様体筋の緊張がほぐれ、近視を予防してくれます。

目の構造やはたらき

涙の役割

涙は目を潤すだけでなく、栄養を補給する役割、ばい菌から守る役割、良い視界を確保する役割があり、まばたきで目の表面に行き渡ります。人は平均で1分間に約20回まばたきをしますが、凝視しているとまばたきの回数が減り、目の表面が乾燥しやすくなります。現代人は画面を凝視し続けるのが習慣化しています。ドライアイは生活習慣病と言っても良いかもしれません。

洋服に散りばめられた
アルファベット

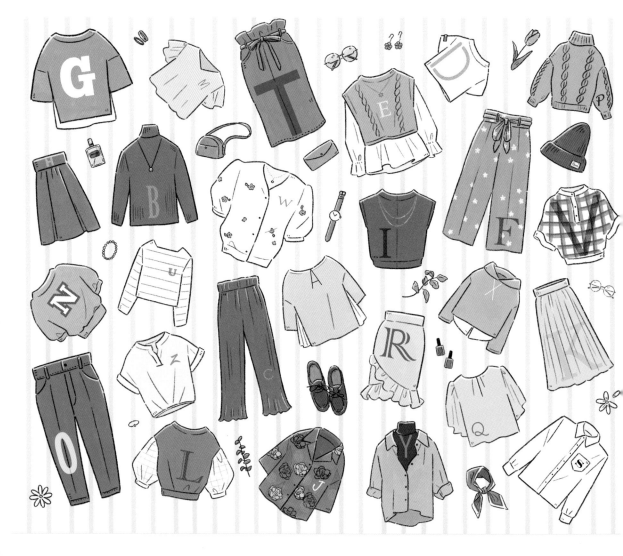

この問題にはまちがいが5つあります。

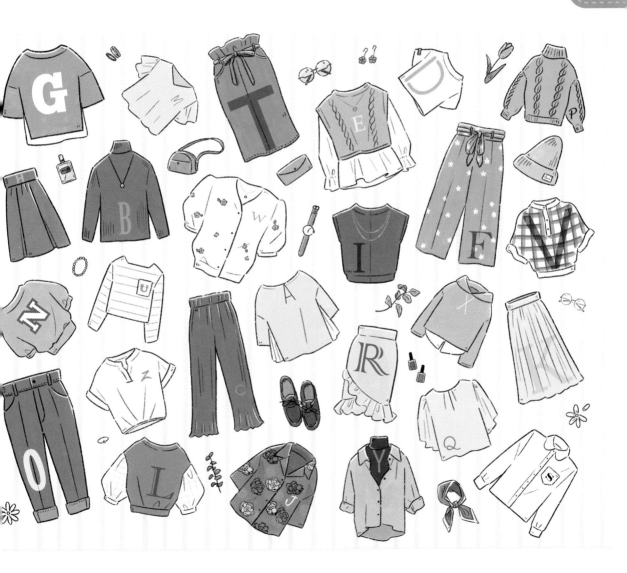

Q 05 の答え

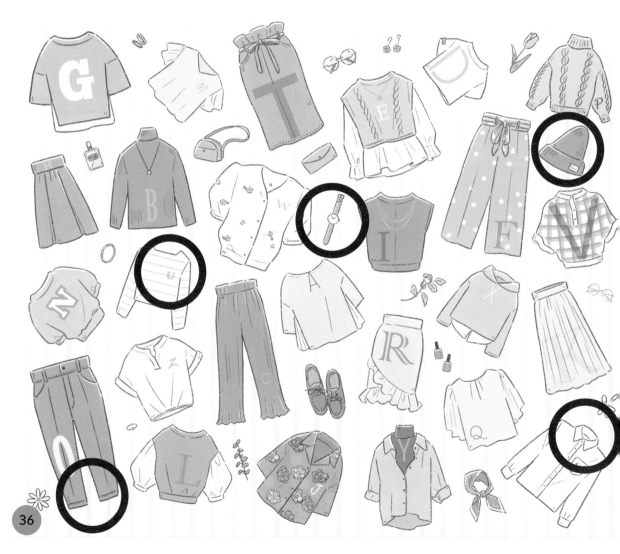

36

アルファベットを順番に 目で追ってみましょう

洋服の上に書かれた A 〜 Z までのアルファベットを、目だけで順番に追ってみましょう。視線をあちらこちらに飛ばして、その都度ピントを合わせることで、毛様体筋を整えられます。

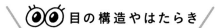 目の構造やはたらき

眼球を外側から支える筋肉

私たちの眼球はギョロギョロ動かすことができます。ところが現代人は、手元ばかりを見続ける「輻輳（ふくそう）」という眼球運動に偏ってしまっています。簡単に言えば「寄り目」です。これをすると外眼筋による圧迫で眼球が変形することもわかっています。どうやら、これも近視が進む一つの要因となっているようです。

脳の補完とマリオット盲点

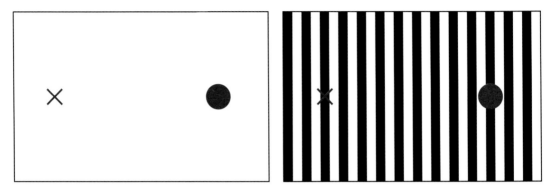

左上の図のバツ印を右目でだけで見つめたまま、本を近づけたり遠ざけたりして みてください。マル印が消える距離があるはずです。視野には「マリオット盲点」 という全く見えない部分があります（→P.47）。マリオット盲点は両目ともに存在 しますが、片目でもその見えない部分を感じることは困難です。これは脳の補完 が働いているためです。右上の図で同じ見方をすると、脳の補完をより実感でき ます。マル印が消えるだけでなく、マル印で隠されて存在しないはずの背景のし ま模様がそのまま連続して感じられますね。見えていないところを見えているよう に感じさせるようにできているのです。

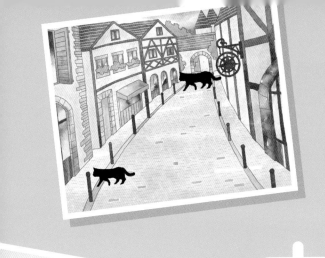

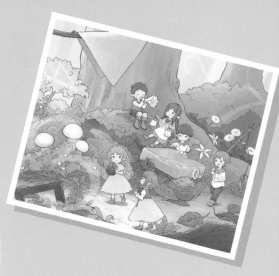

中

Intermediate level

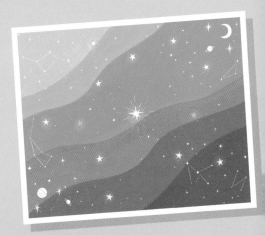

級

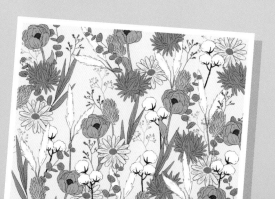

数字が隠れた森

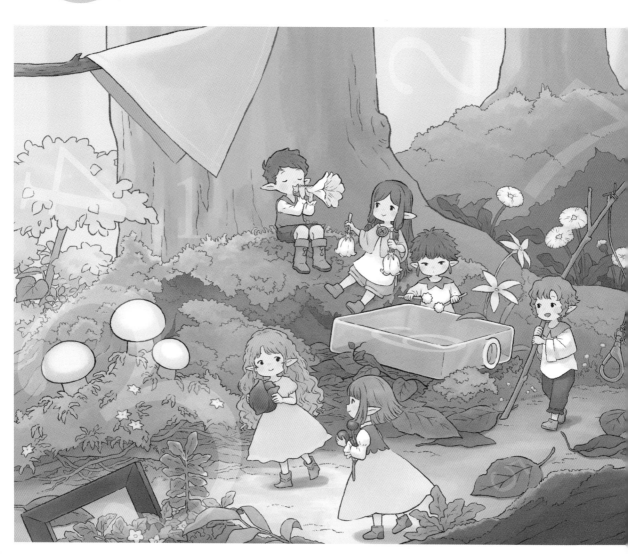

この問題にはまちがいが5つあります。

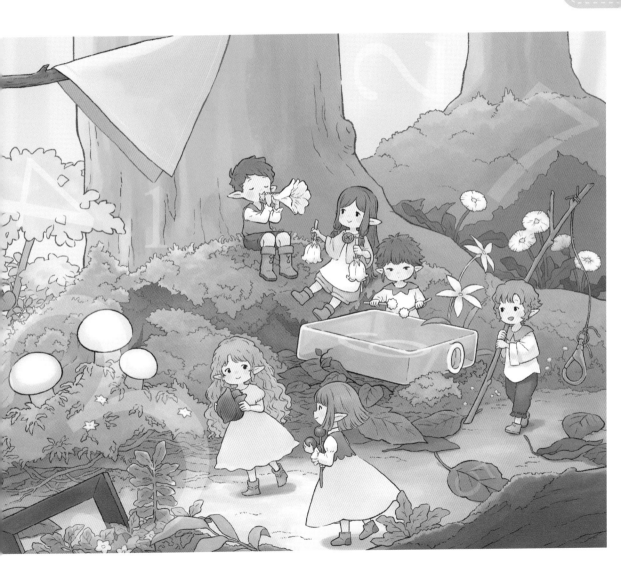

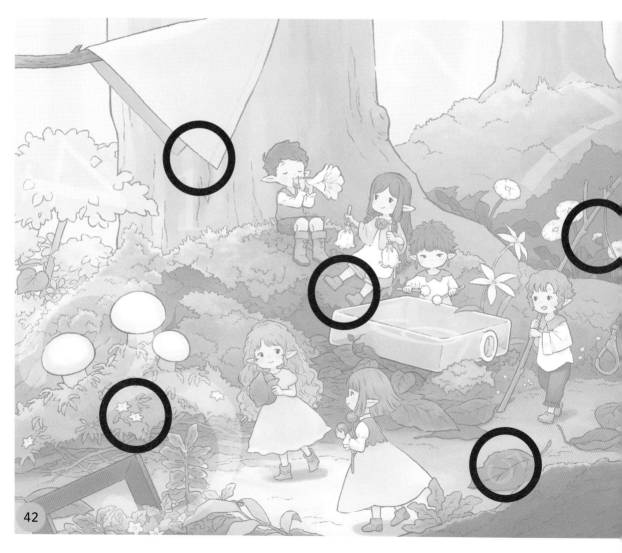

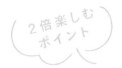

数字を探してみましょう

イラストの中に隠れている1〜7の数字を探してみましょう。白内障だと細かい色の違いがわかりづらくなります。数字のどこかに欠けがあったら白内障の疑いがあります。

 ❯ 答えは96ページ

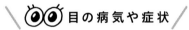 目の病気や症状

白内障とは

水晶体が濁ってしまうことで視界がかすんだり、光をまぶしく感じる白内障。早ければ40代から始まり80歳以上になるとほぼ100％の人が発症します。20年〜30年かけてゆっくりと進行するので脳が慣れてしまい、気付きにくいので注意が必要です。視覚による情報は非常に多いため、脳への刺激も強く、視覚が衰えると脳への刺激も弱まります。視覚は認知機能にも大切なのです。

07、全ての星が見えますか?

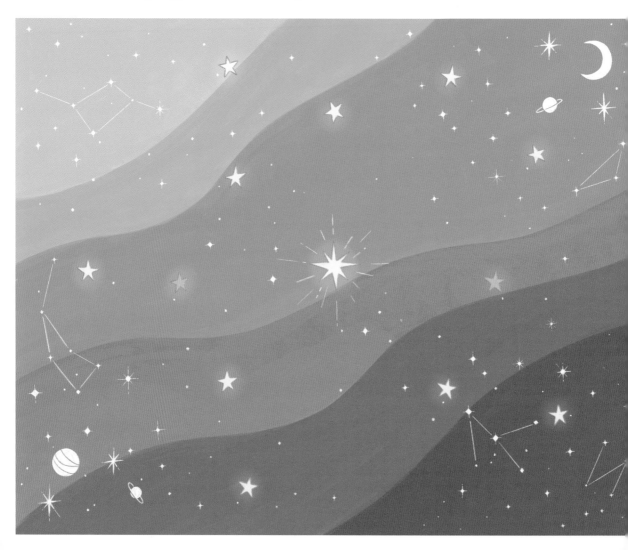

この問題にはまちがいが5つあります。

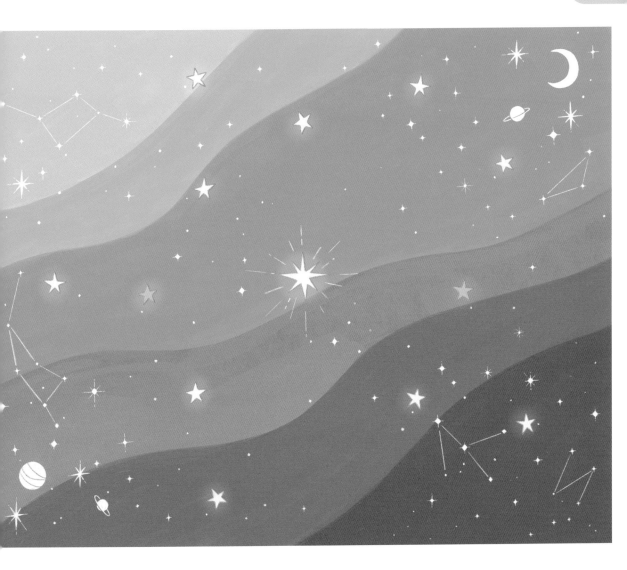

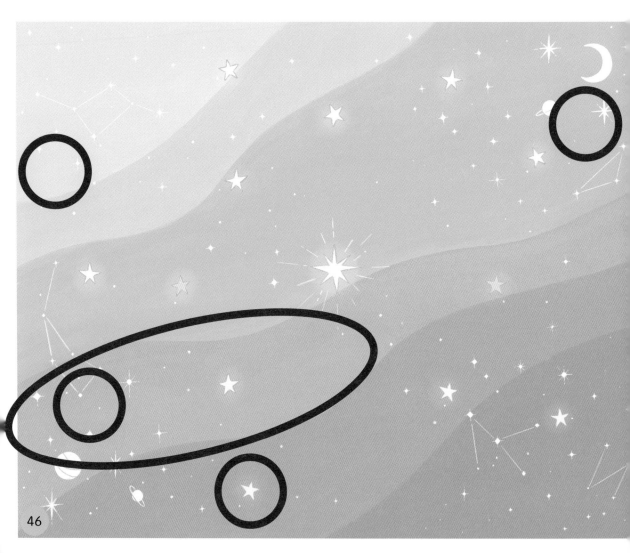

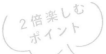

マリオット盲点を
探してみましょう

片目だけで中央の星を見て、右目なら右側、左目なら左側の赤い星が消えるまで本を近づけてみましょう。消えたところがマリオット盲点です。マリオット盲点とは、視神経が束になって目の中に入り込む部分で、見ることができません。

\ 👀目の病気や症状 /

緑内障とは

視界に見えない部分が出てきたり、視野が狭くなったりする緑内障。視野が欠けていても、左右の目で補っていたり、脳が補完していたりするため、なかなか気づけないので注意が必要です。Q7のイラストでマリオット盲点を合わせた状態で、大きい星がすべて見えますか？ 見えない星があったら緑内障の疑いがあります。お近くの眼科へ行きましょう。

47

Q 08 遠近法の不思議

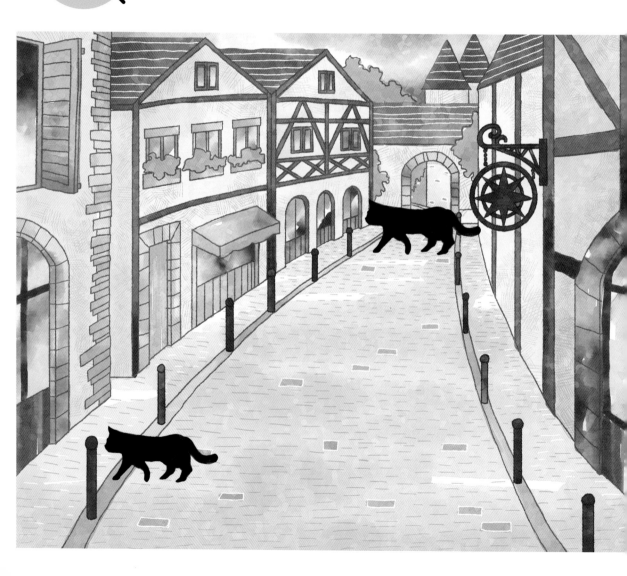

この問題にはまちがいが5つあります。

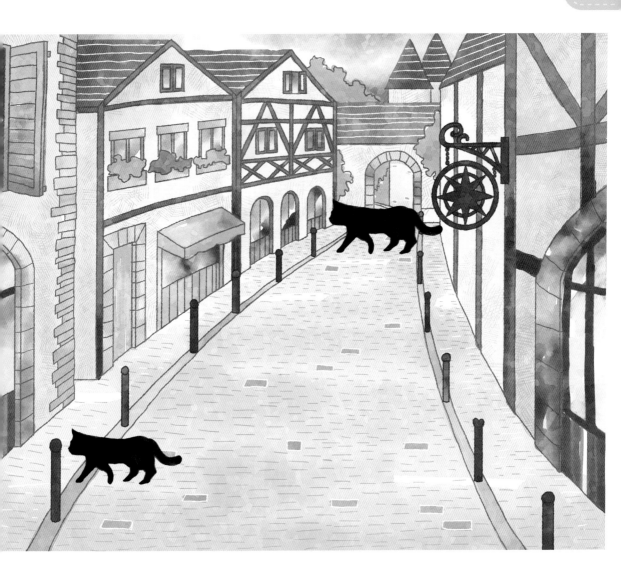

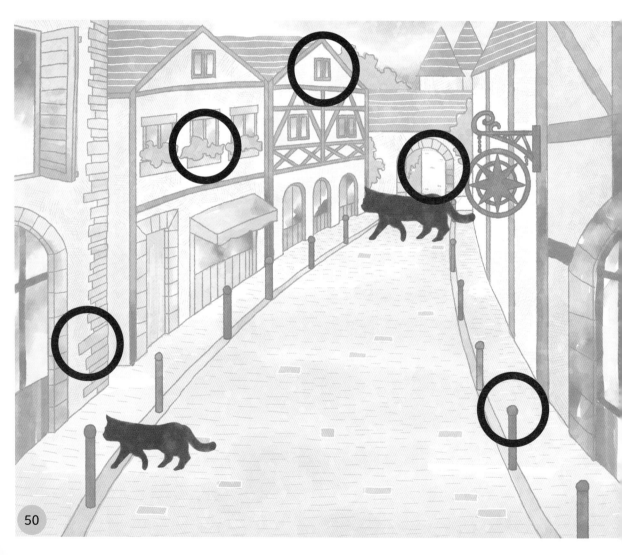

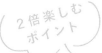

どっちのネコが
大きく見えますか?

手前のネコと奥のネコは実は同じ大きさです。背景や奥行きとの関係で大きさをとらえることを「大きさの恒常性」といいます。脳は風景や経験から視覚情報を処理するのです。

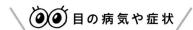

目の病気や症状

加齢黄斑変性とは
おう はん へん せい

目の奥にある光を感じる網膜の中心で、感度が非常に高い部位を含んだ領域（黄斑部）が損傷すると、歪んで見えたり黒く抜けて見えたりし、視力が大幅に低下します。少し傷つくだけで社会生活が送れないほど低下することもあるため、非常に問題となります。網膜に蓄積した老廃物や喫煙が危険因子となるため、目の生活習慣病と言えます。気づきやすいのですが、片目のみ発症の場合はもう片方の目がカバーするため、意外に気づけない患者さんもいます。

目に優しい夕焼けの色

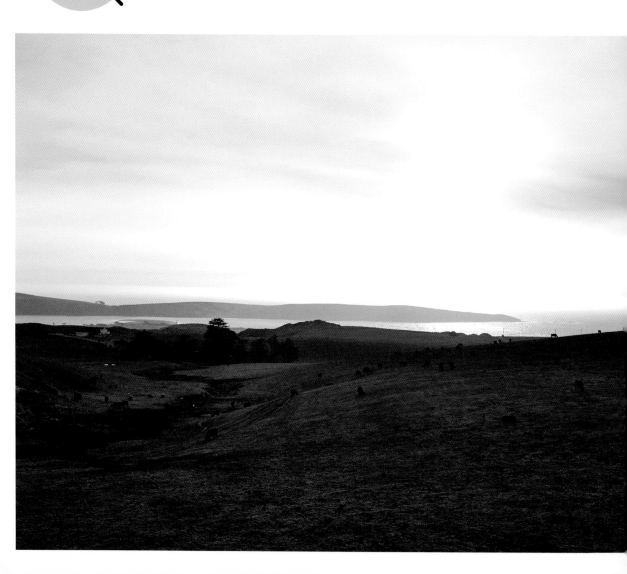

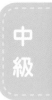

この問題にはまちがいが5つあります。

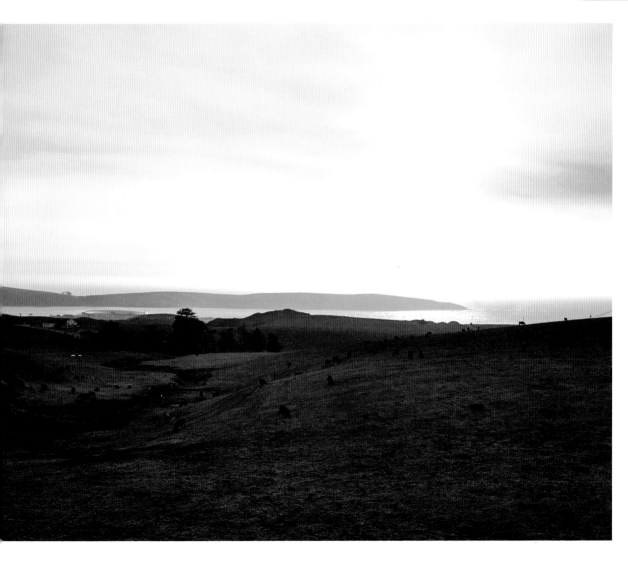

09 の答え

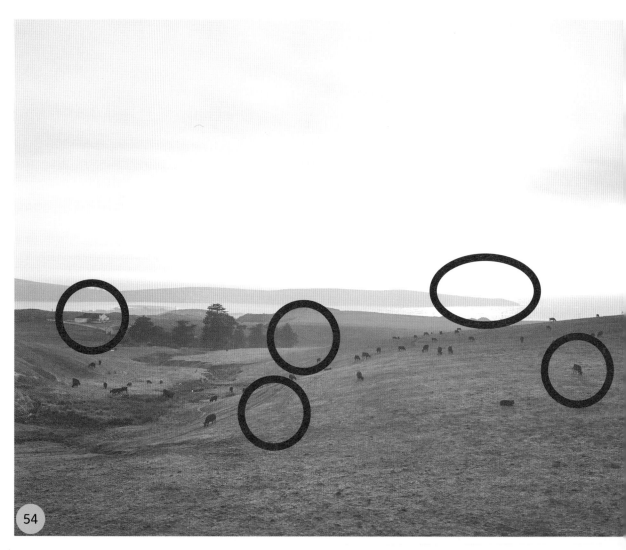

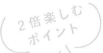

写真全体を
眺めてみましょう

夕焼け空の光は気分をリラックスさせたり、メラトニンの分泌を促進して眠気を誘います。仕事から帰ったときや就寝前などに、全体を1分ほどぼーっと眺めてみましょう。

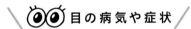 目の病気や症状

IT眼症とは

IT眼症は、「VDT症候群」や「テクノストレス眼症」とも呼ばれ、スマホ老眼に代表されるピント調節障害、首や肩のコリ、不安感やうつなどの精神神経症状があります。パソコンやスマホを長時間見続けることで、毛様体筋が疲労して起こります。パソコン作業の合間に意識的に目を休めましょう。

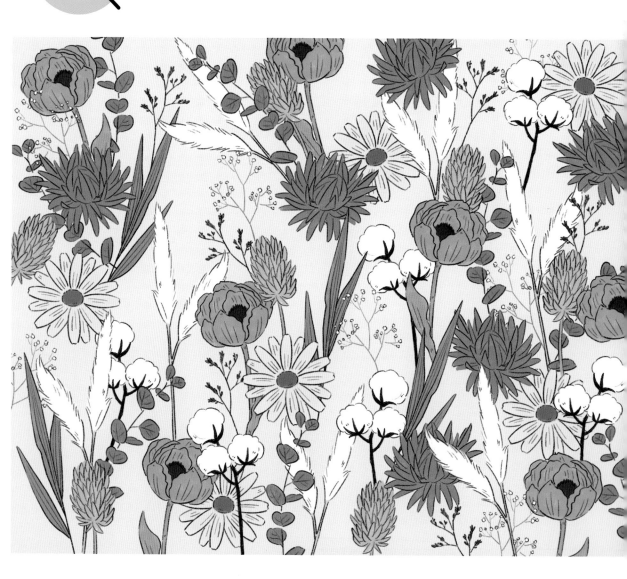

この問題にはまちがいが5つあります。

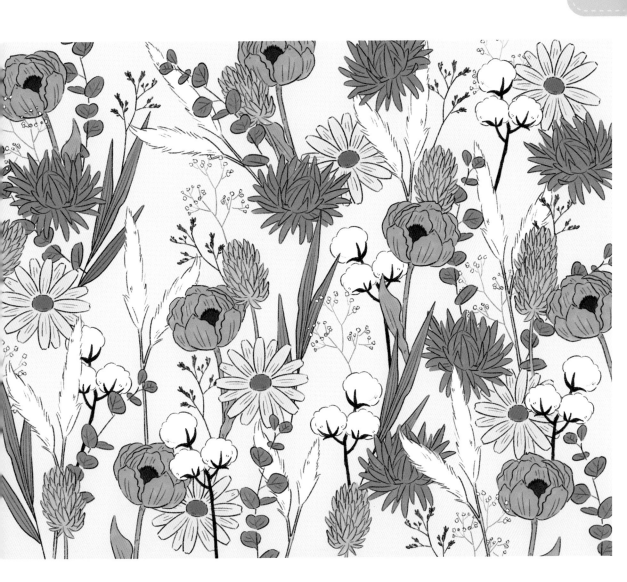

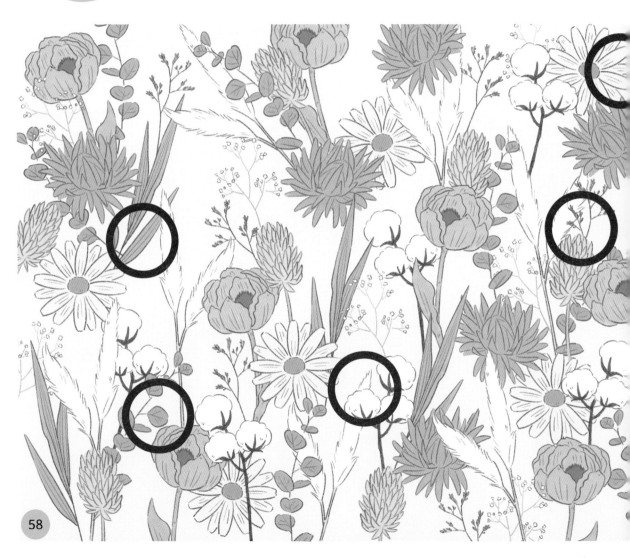

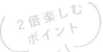

赤いお花は
何本ありますか?

赤いお花が何本あるか、青いお花が何本あるか、
目だけを動かして数えてみましょう。たくさん
の情報の中から自分の欲しい情報を見分けて判
断することで、脳を活性化させます。

❯ 答えは96ページ

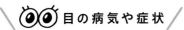 目の病気や症状

アイフレイルとは

アイフレイルとは「加齢による目の機能の低下」のこと。加齢により構造的・
機能的に衰えたところに外的なストレスが加わると、視機能障害に繋がります。
初期は無症状でも、ストレスを放置していると見えにくさや不快感が出始め、
進行すると視力低下や痛みなどを常に自覚するようになります。重度になると
回復が困難な場合も。ドライアイや老眼による症状もその一つです。目は見え
て当然と思わずに健康的な生活習慣を心がけ、目の健康寿命を延ばしましょう。

歩きスマホが危険なわけ

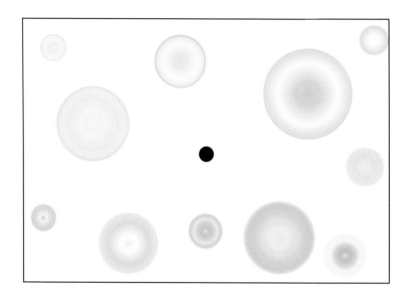

網膜に届いた視覚情報が完全に静止すると、その刺激は無信号状態になり、見えない状態となります。実際には眼球は絶えず小刻みに動いている（固視微動）ため、いくら凝視していても見えなくなることはありません。しかし、淡い情報であれば感じなくなってしまいます。上の画像の中心の黒い丸を見つめていると数秒後にぼやけた部分が白くなり、模様が消えるのがわかるでしょうか？この事実を知ると、歩きスマホがいかに危険かわかりますね。

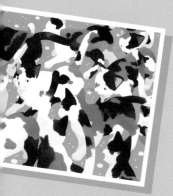

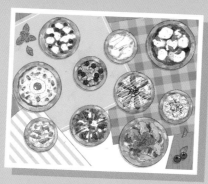

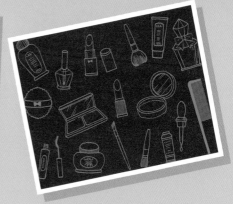

上

Advanced level

級

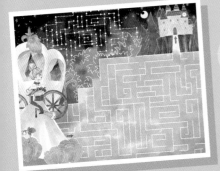

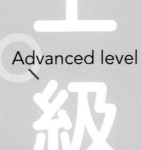

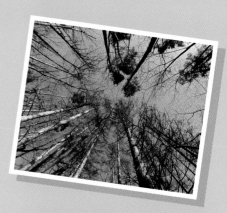

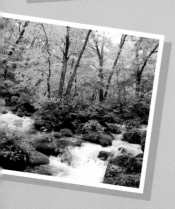

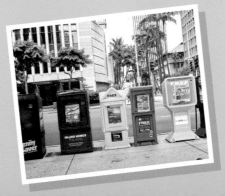

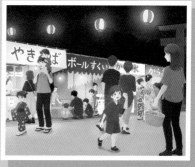

11 色彩感覚が弱い人は見えにくい？

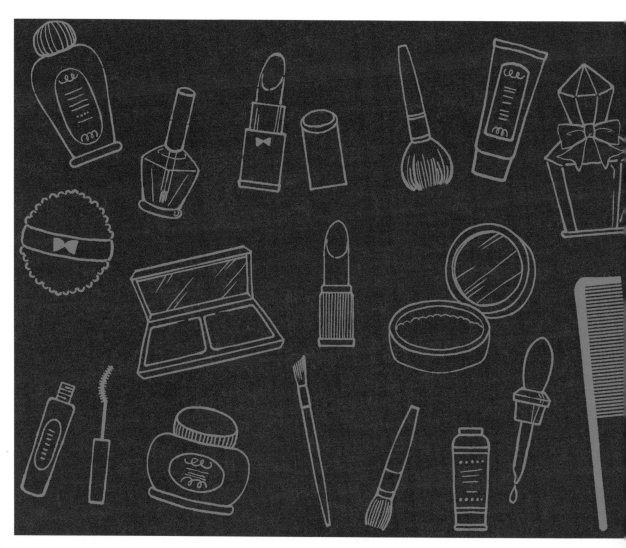

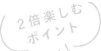

左右と色が
反転しています

2枚のイラストは、鏡合わせになっており、色
も反転しています。目で見た情報を頭の中で
組み立てることで、理解する力を鍛えましょう。
色覚が弱い人には見にくいことがあります。

👀 目の健康を守る

ブルーライトが目に与える影響

ブルーライトは太陽光に含まれている光の成分です。パソコンやスマホ、テレビの画面が発するブルーライトは、非常に微弱な光なので安全とされています。しかし、人類史上これだけ四六時中、微弱ながらも光源を見つめ続けることはありませんでした。今の生活習慣が30年、50年後の私たちの目にどの程度の害を及ぼすかはわかっていませんが、少なくとも糖尿病、高血圧の生活習慣病がそうであったように、必ずその代償があると考えています。

12 空を見上げて
リフレッシュ

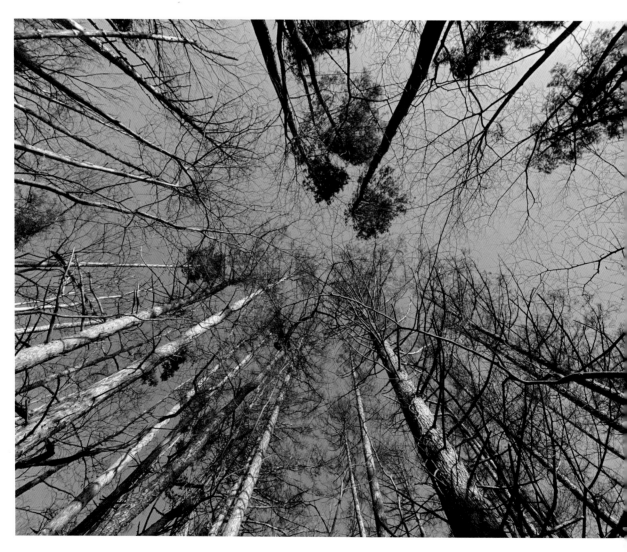

この問題にはまちがいが5つあります。

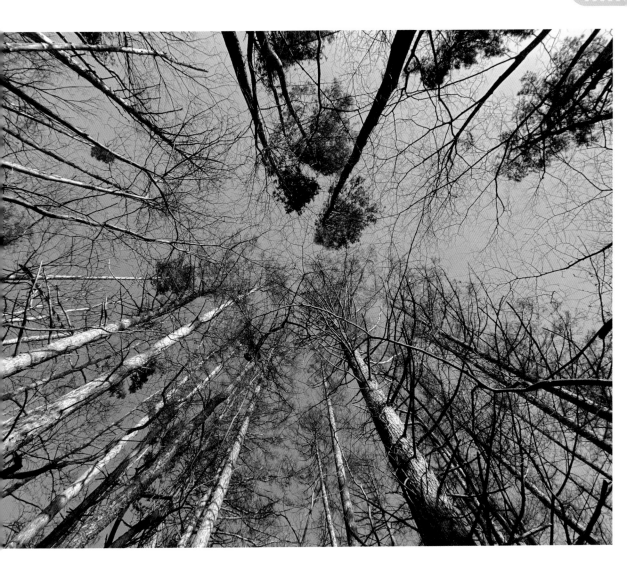

⑫ の答え

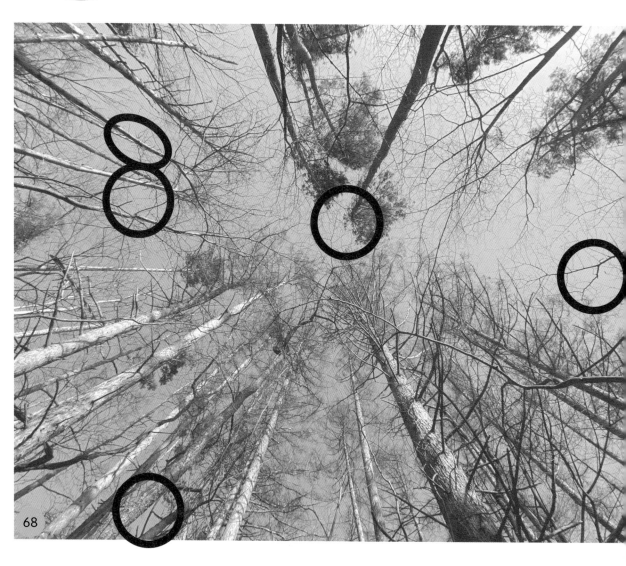

たまには空を
見上げてみましょう

普段スマホをいじってばかりいて、空を見上げていないのでは？　そんなときはこの写真を1分間ぼーっと眺めて疑似体験してみてください。遠くを見ると毛様体筋がほぐれます。

👀 目の健康を守る

紫外線が目に与える影響

紫外線は結膜（白目）の表面の炎症や色素沈着の原因になります。日差しの強い日にサングラスをかけることは普通ですが、雪の中でも意外に紫外線が非常に強いので、対策をしないと目に強い炎症（雪目）を起こしてしまうので、注意が必要です。基本的に紫外線は目の奥に到達する前に、角膜（黒目）と水晶体でほとんどが吸収されるので、網膜への影響はほぼありません。しかし、結膜炎や角膜炎、白内障のリスクになるため、過剰に浴びることはやめましょう。

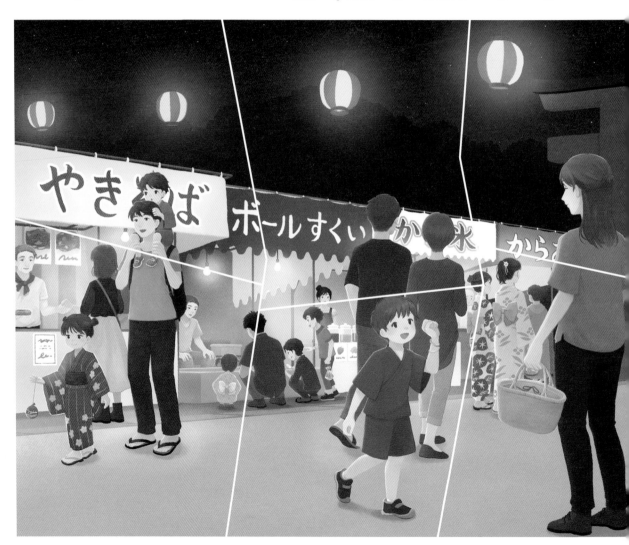

この問題にはまちがいが5つあります。

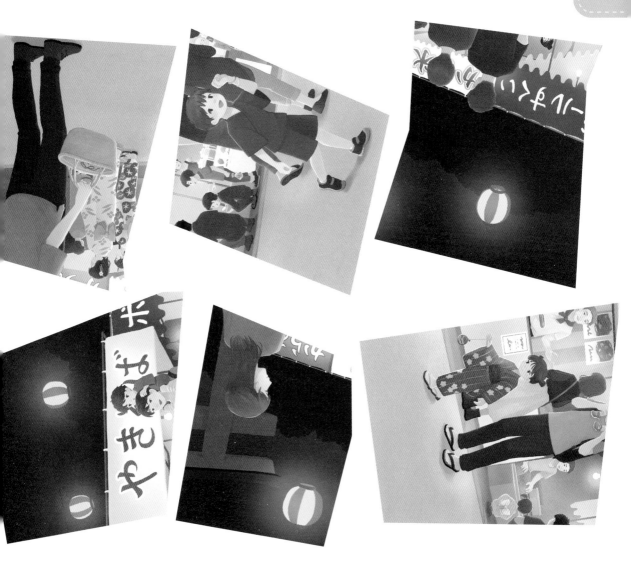

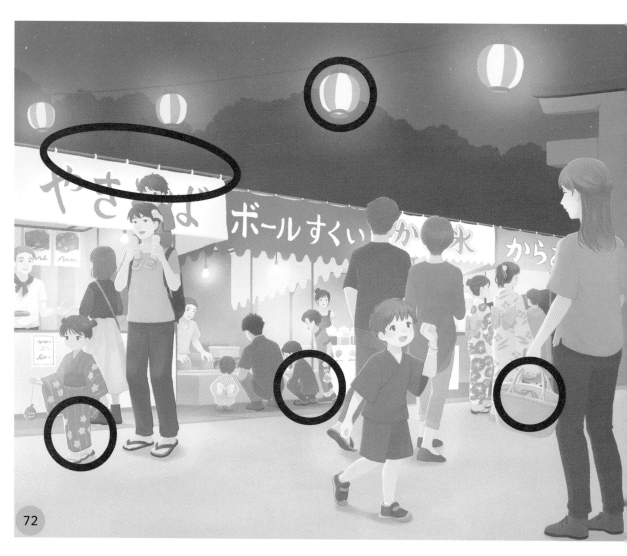

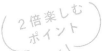

間違いがないピースは
どれ？

P.69のイラストが、パズルになっていて向きが
バラバラになっています。目から入った情報の
全体像を把握しようとすることで、視空間能力
を鍛えることができます。

❯ 答えは96ページ

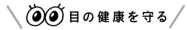

レッドライトとバイオレットライト

可視光線の一番短い波長である紫色光(バイオレットライト)の外側にあるのが
紫外線、一方で可視光の中で一番長い波長である赤色光(レッドライト)の外側
にあるのが赤外線です。近年、それぞれの光の境界にある可視光が近視を抑制
するという報告がなされました。どちらも太陽光に含まれている光の成分で、
太陽光の中からこれらだけを抽出して利用しようという試みも始まっています。

⌕ ⑭ いろんな大きさのピザ

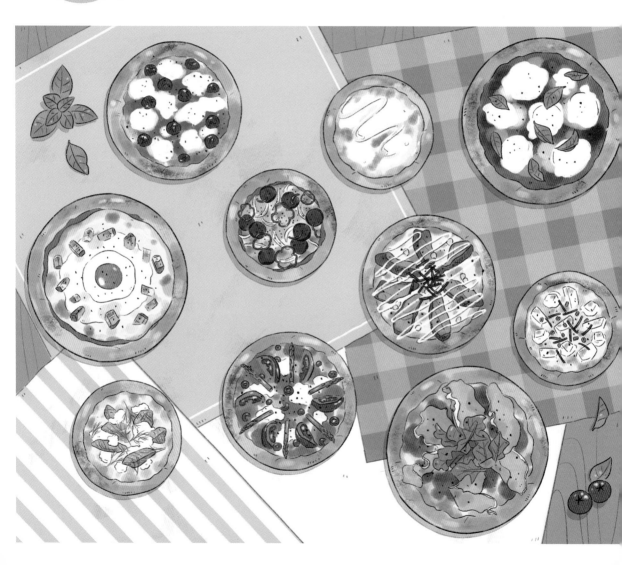

この問題にはまちがいが5つあります。

上級

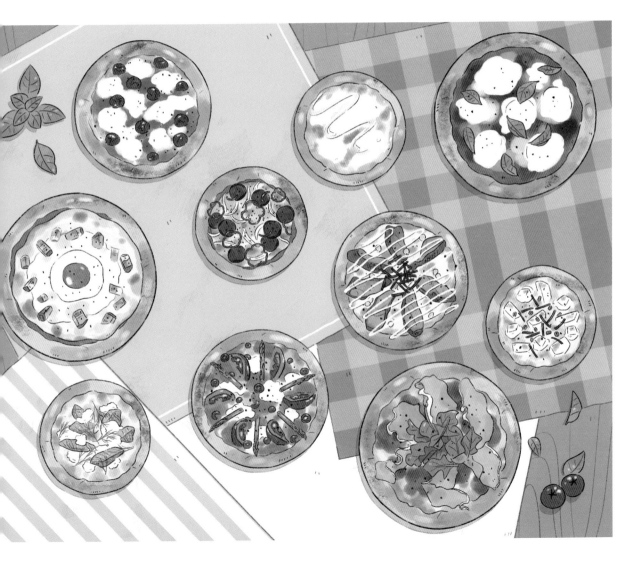

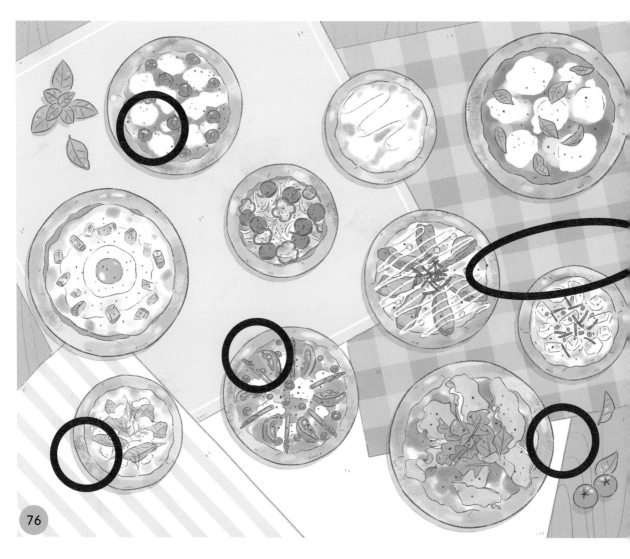

14 の答え

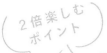

同じ大きさのグループはどれ？

大中小のピザが並んでいます。同じ大きさのピザを目だけで探してみましょう。紛らわしい情報の中から正しい情報を選ぶトレーニングになり、脳と目の筋肉が鍛えられます。

▶ 答えは96ページ

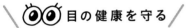 目の健康を守る

猫背で目が悪くなる？

近くのものを見るときは少なくとも30cmは離すのがいいとされています。しかし、猫背の姿勢だとものに顔を近づけて見ることになってしまうため、視力が低下しやすくなります。また寝転がってテレビやスマホを見ていると、左右で視力に差が出やすくなります。正しい姿勢で生活する習慣をつけましょう。

Q 15 色の不思議

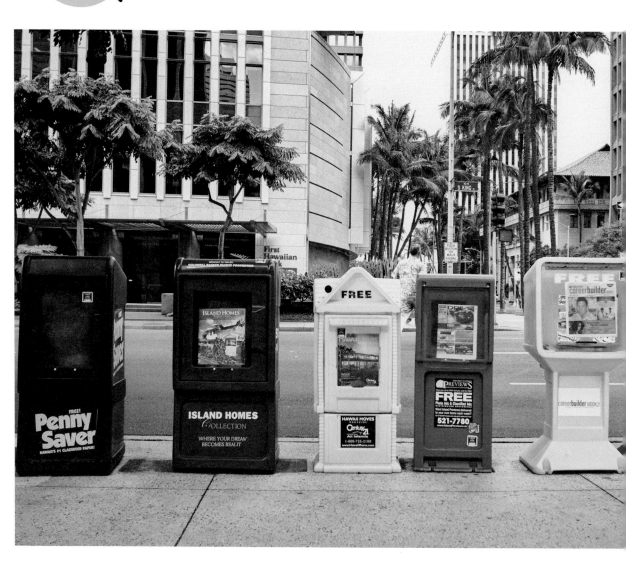

この問題にはまちがいが5つあります。

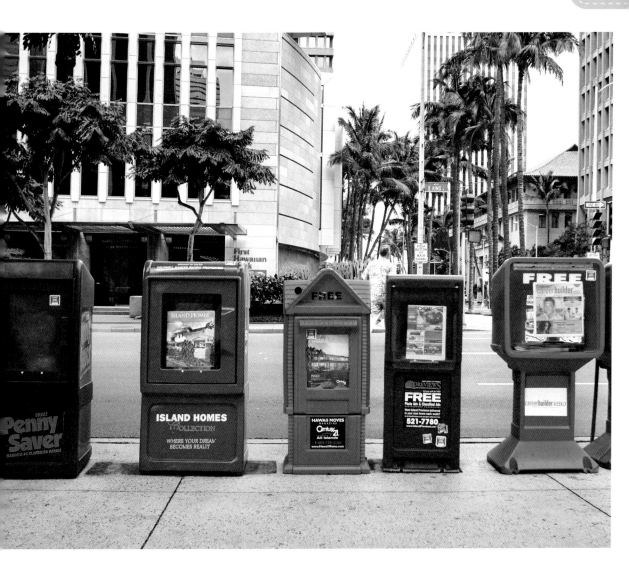

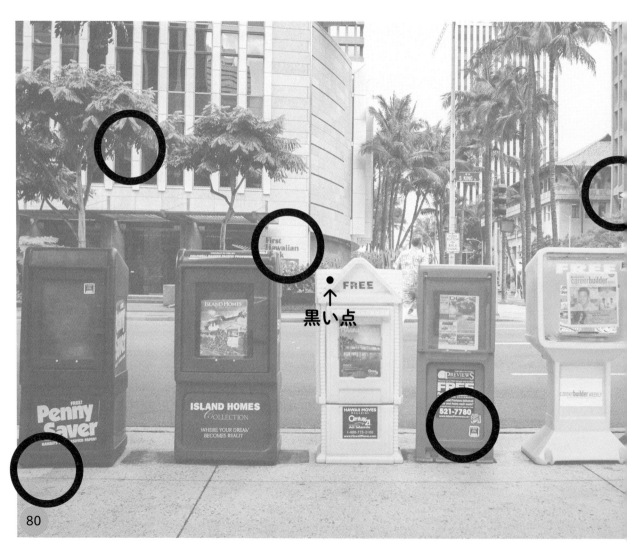

黒い点

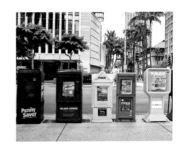

白黒の写真に
色がつきます

P.79の写真の黒い点を30秒見つめた後、すぐにP.78の写真の黒い点を見つめると、一瞬色がつきます。残像効果によるもので、光を見た後その光がしばらく残る現象です。

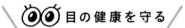 目の健康を守る

目にいい食べ物

目にいい食べ物としてよく登場するブルーベリーには、抗酸化作用のあるアントシアニンが含まれています。アントシアニンは疲れ目や視力低下の予防が期待できます。他にも、青魚に多く含まれるDHAはドライアイ、サケやカニに含まれるアスタキサンチンはピント調節機能に効果的。

16 たくさん集まると見分けにくい

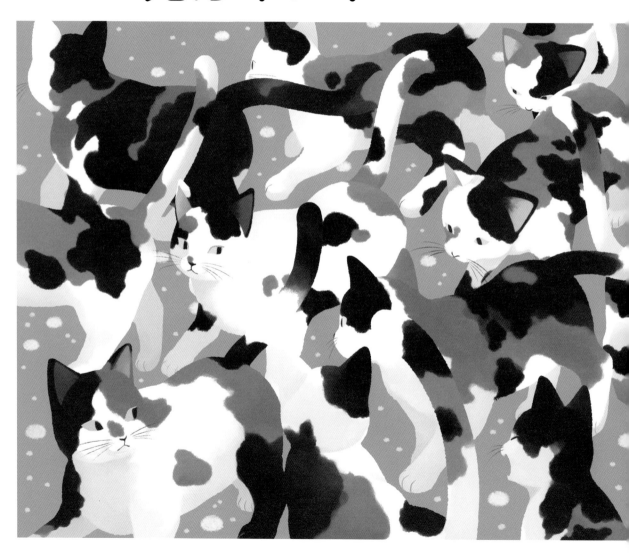

この問題にはまちがいが5つあります。

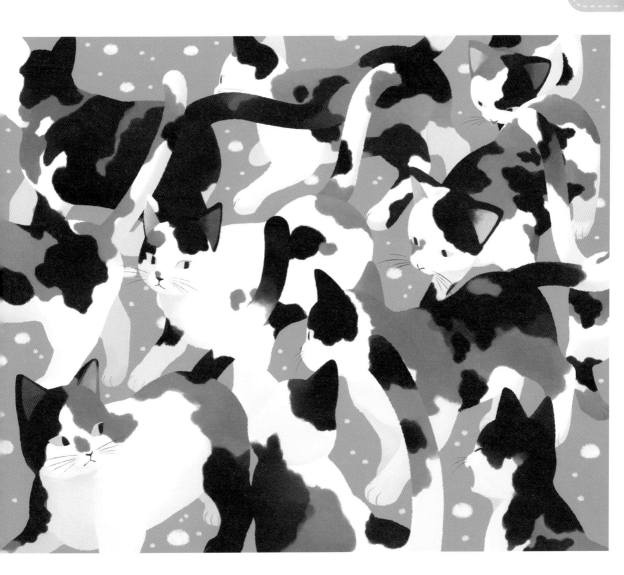

16 の答え

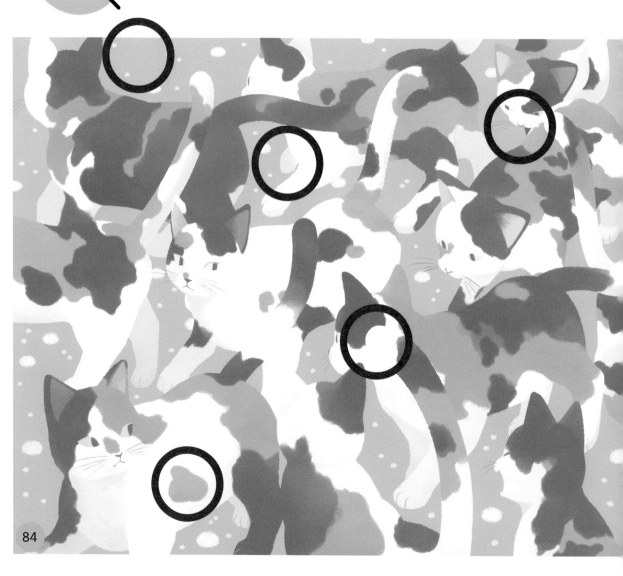

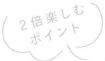

ミケネコは何匹いますか？

集会に参加しているミケネコは全部で何匹いるか数えてみましょう。ややこしい情報の中から、的確に情報を抜き出そうとすることで、脳と目の筋肉のどちらも刺激されます。

❯ 答えは96ページ

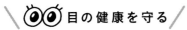目の健康を守る

目の疲れが体全体に影響する？

目を使いすぎると毛様体筋がこり固まり、毛様体筋を動かしている自律神経のバランスが崩れてしまう恐れがあります。自律神経が乱れると、首や肩の筋肉が緊張し、肩こりや頭痛を引き起こします。こまめに休憩を取りつつ、ストレッチをするなどして、毛様体筋をほぐしていきましょう。

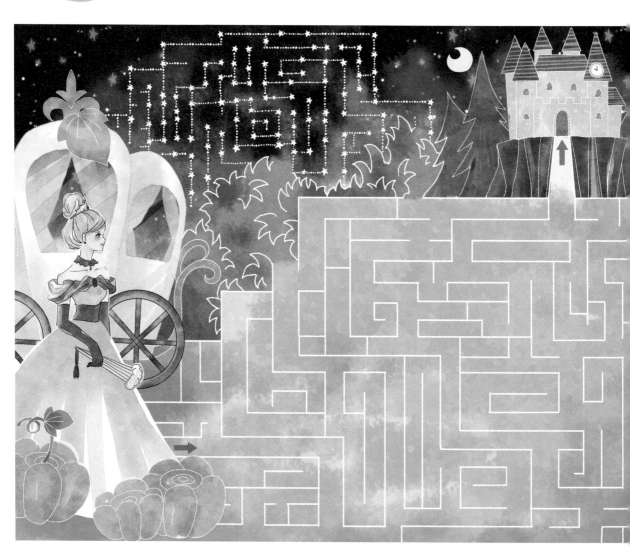

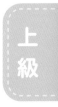

この問題にはまちがいが5つあります。

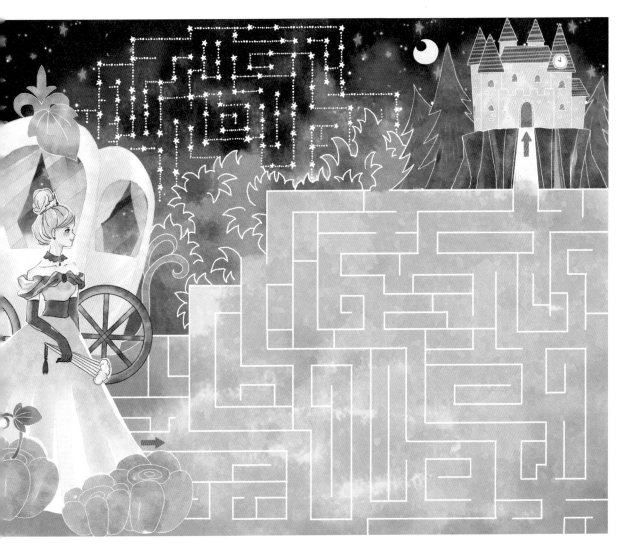

17 の答え

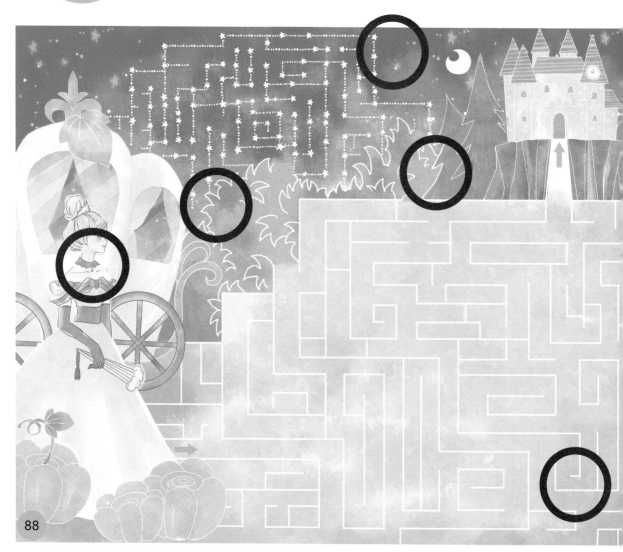

88

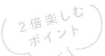

迷路を目だけで
解いてみましょう

手前にいるお姫様を、奥にあるお城まで案内し
てあげましょう。視線をあちらこちらに動かす
ことで、ピント調節機能が鍛えられ、考えなが
ら道を探すことで脳にも刺激が入ります。

答えは96ページ

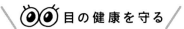目の健康を守る

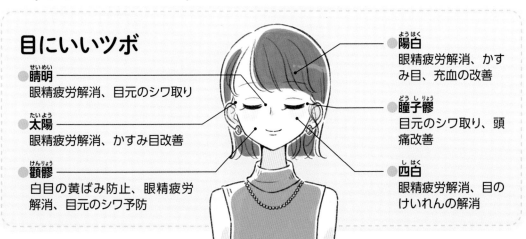

目にいいツボ

晴明（せいめい）
眼精疲労解消、目元のシワ取り

太陽（たいよう）
眼精疲労解消、かすみ目改善

顴髎（けんりょう）
白目の黄ばみ防止、眼精疲労
解消、目元のシワ予防

陽白（ようはく）
眼精疲労解消、かす
み目、充血の改善

瞳子髎（どうしりょう）
目元のシワ取り、頭
痛改善

四白（しはく）
眼精疲労解消、目の
けいれんの解消

18 自然の中でリラックス

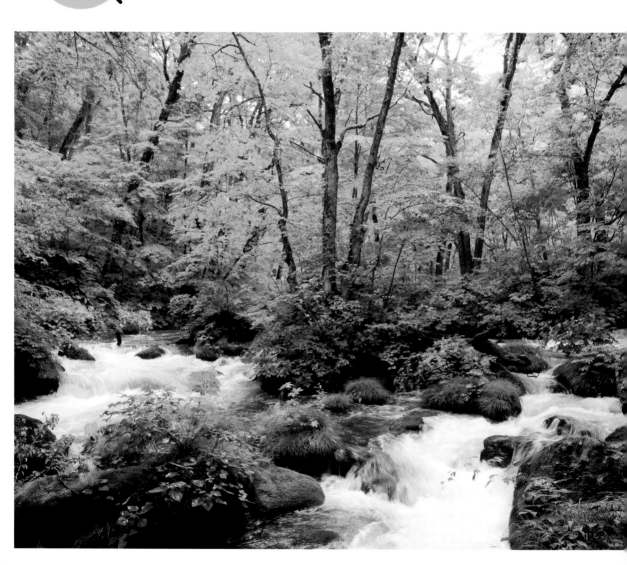

この問題にはまちがいが5つあります。

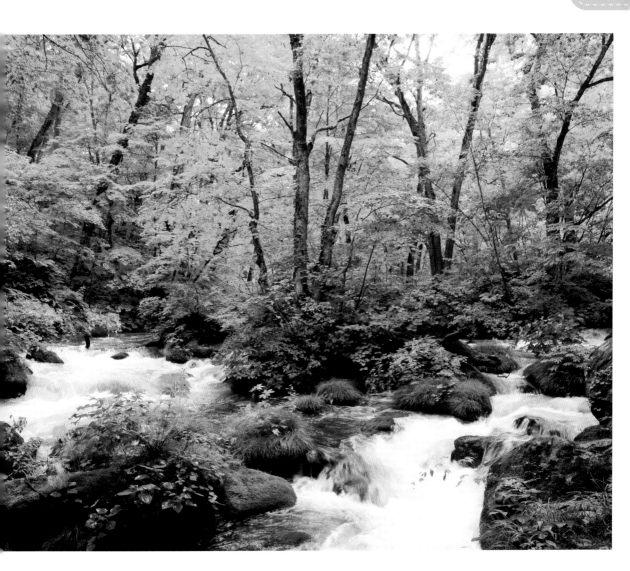

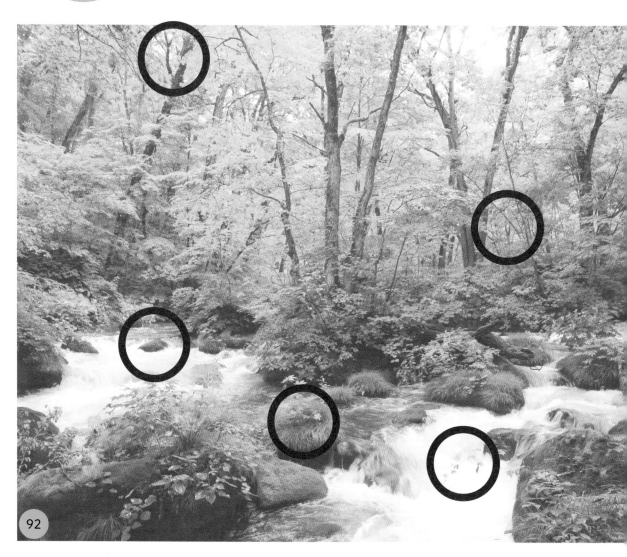

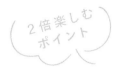

大自然を感じましょう

自然の景色には心をリラックスさせる効果があ
ります。木々の香りや、鳥の鳴き声などを想
像することで、集中量や記憶力を高める効果も。
1分間ぼーっと眺めてみましょう。

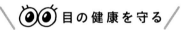 目の健康を守る

2滴以上の目薬は無駄!?

目薬をさすときは1回につき左右1滴ずつが原則。なぜなら目に溜められる涙
や目薬の量は約0.03mlだから。目薬1滴は約0.05mlなので、1回で1滴以上
さしても溜めることができず、あふれてしまうのです。あふれた目薬で、目の
周りの皮膚が刺激されて炎症を起こしてしまうこともあるので注意しましょう。

コラム
目が疲れたときに

ストレッチ

自分の指を使ったストレッチをご紹介。本やスマホなどを見すぎてしまったときや、目が疲れたと感じたときにおすすめです。

ピント調節機能を回復！
遠近スライドストレッチ

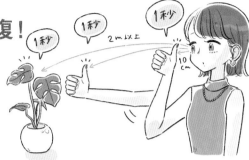

① 親指を顔から10cmのところに立て、親指に1秒間ピントを合わせる。

② 腕を真っすぐ伸ばして、親指に1秒間ピントを合わせる。

③ 親指から視線を外し、2m以上先のものに1秒間ピントを合わせる。

④ ①〜③を5回繰り返す。

ドライアイにも効果的！
グーパーまばたき

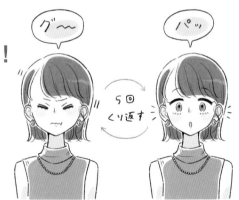

① 目をギュッと閉じて3秒数える。

② パッと目を見開いて3秒数える。

③ ①②を5回ほど繰り返す

94

毛様体筋と虹彩筋に効く！
グルグルストレッチ

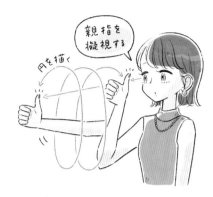

① 腕を真っすぐ伸ばし、親指を立て、親指にピントを合わせる。

② 顔よりも大きな円を描きながら、手を顔に近づける。

③ 顔の前まで手が来たら、反対周りで手を遠ざける。

④ ①〜③を5回繰り返す。

外眼筋に効く！
8方向ストレッチ

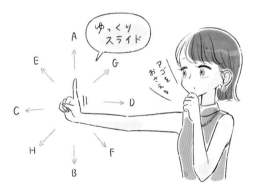

① 腕を真っすぐ伸ばし、人差し指を立てる。もう片方の手であごを抑える。

② 顔を正面に向けたまま、腕をAの方向にゆっくりスライドさせ、指先を目で追う。ギリギリ見えるところで1秒間止め、元の位置に戻す。

③ B〜Hも同様にスライドさせ、これを2回繰り返す。

06 43ページの答え

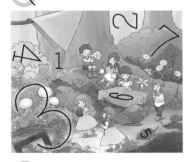

10 59ページの答え

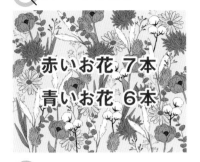

赤いお花 7本
青いお花 6本

13 73ページの答え

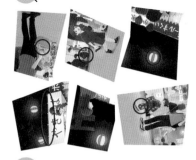

14 77ページの答え

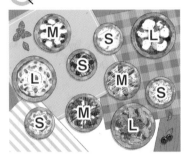

16 85ページの答え

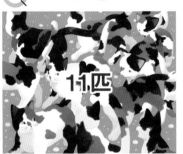

11匹

17 89ページの答え

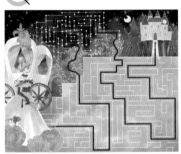

林田康隆〈はやしだ・やすたか〉

医学博士、日本眼科学会認定眼科専門医。医療法人社団康梓会Y's サイエンスクリニック広尾理事長・院長。
兵庫医科大学医学部医学科卒業、大阪大学大学院医学系研究科博士課程修了。大阪大学および米国フロリダ州マイアミ・オキュラーサーフェスセンターにて、眼表面の再生医療を中心とした幹細胞研究に携わる。
現在、東京では再生医療を中心に、大阪・名古屋では白内障手術や眼瞼手術、緑内障・硝子体手術などに取り組み、メディアにおいても活躍中。
著書・監修書は『1日1分見るだけで目がよくなる28のすごい写真』『眼科専門医が作った貼るだけで目がよくなるすごい写真』（ともにアスコム）、『日めくり写真で、眼トレ』『目がよくなる魔法のぬり絵』『見るだけで目がよくなるガボールパッチ』（ともに扶桑社）など多数。

目がよくなるまちがいさがし

2023年8月20日　初版印刷
2023年8月30日　初版発行

著者　　林田康隆
発行人　黒川精一
発行所　株式会社サンマーク出版
　　　　〒169-0074
　　　　東京都新宿区北新宿2-21-1
　　　　（電話）03-5348-7800
印刷　　共同印刷株式会社
製本　　株式会社若林製本工場

ISBN978-4-7631-4070-8　C2036
ホームページ　https://www.sunmark.co.jp/

〈カバーデザイン〉
喜來詩織（entotsu）

〈本文デザイン・DTP〉
山口秀昭（Studio Flavor）

〈編集〉
岸田健児（サンマーク出版）

〈編集協力〉
株式会社スリーシーズン

〈イラスト〉
irorico（Q3、6、13、16）
スギタメグ（Q2、8、11、17）
Guu（Q5、7、10、14、コラム）

〈写真〉
小野寺忍（Q4、9、15）
三好礼子（Q12）